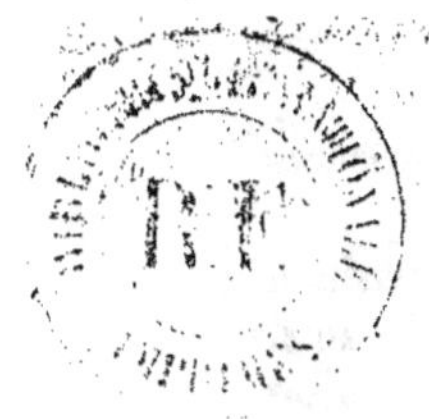

II.

RECHERCHES

SUR

LE TEMPS DE RÉACTION

DES SENSATIONS OLFACTIVES

On a donné le nom de *temps physiologique* ou *temps de réaction* au temps qui s'écoule entre le moment d'une excitation sensitive (bruit, lumière, etc.) et le moment où la personne en expérience indique par un mouvement, qui sert de signal, l'instant où elle a perçu la sensation. Il suffit d'inscrire sur un cylindre enregistreur par une disposition appropriée, le moment de l'excitation sensitive et le moment du mouvement-signal pour en déduire, étant connue la vitesse du cylindre, la durée du temps de réaction. On a calculé ainsi cette durée pour les excitations auditives, tactiles, lumineuses et gustatives. Mais, jusqu'ici, aucune recherche du même genre n'a été faite pour les sensations olfactives. C'est cette lacune que j'ai essayé de combler dans une série d'expériences faites sur moi-même pendant les mois de décembre 1882 et janvier 1883 dans le laboratoire de physiologie de la Faculté (1).

Je dois dire pourtant que Bidder semble avoir, il y a longtemps déjà, cherché à apprécier le temps de réaction des sensations olfactives. Dans un passage de son article *Olfaction* du *Dictionnaire de physiologie* de Wagner, il assigne à ce temps de réaction une durée de quelques secondes, chiffre beaucoup trop fort, comme

(1) Je viens de recevoir du Dr Buccola une brochure sur la même question. J'y reviendrai à la fin de ce travail.

4

on le verra plus loin (1). Il ne parle pas cependant d'expériences suivies sur cette question.

Après quelques tâtonnements, je me suis arrêté à la disposition expérimentale suivante qui m'a donné des résultats satisfaisants.

La substance odorante, liquide ou en dissolution aqueuse ou alcoolique, est placée dans un flacon bien bouché. Le bouchon est percé de deux trous qui laissent passer deux tubes coudés. L'un de ces tubes, tube A, descend jusqu'à la partie inférieure du flacon et affleure sans le toucher le niveau supérieur du liquide; l'autre tube, B, s'arrête à la partie supérieure du flacon; le tube B est relié par un tube en caoutchouc avec un embout, *embout nasal,* qui s'introduit dans une des narines. L'autre tube, tube A, est mis en rapport par un tube en caoutchouc avec une poire en caoutchouc placée dans une petite boîte dont le couvercle mobile permet de la comprimer à volonté (voir la figure page 56). Un robinet ou une pince à pression continue sont placés sur le trajet de chacun de ces tubes. L'appareil étant ainsi disposé, on place l'*embout nasal* dans une de ses narines et l'on fait ouvrir les deux robinets des tubes de caoutchouc par un aide. A ce moment, le flacon qui contient la substance odorante communique librement, d'une part, avec la poire en caoutchouc, de l'autre, avec la cavité nasale. On ne sent cependant aucune odeur si on a la précaution de retenir sa respiration, ou même si on continue de respirer, mais par la bouche et faiblement; dans ce cas, en effet, comme on peut s'en assurer facilement en mettant en rapport les narines avec un tambour enregistreur, les mouvements respiratoires ne déterminent aucun mouvement d'ascension du levier du tambour. Je ferai remarquer cependant que, chez certaines personnes, une partie du courant d'air passe par les fosses nasales; mais on arrive facilement, avec un peu d'exercice et d'attention, à le faire passer entièrement par la bouche. Dans

(1) Voici la phrase textuelle de Bidder : « Le temps qui est nécessaire pour la « perception nette d'une substance odorante est beaucoup plus long que celui que « nécessite la perception complète d'une impression visuelle ou auditive ; tandis « que pour celles-ci il suffit déjà de $^1/_6$ de seconde, pour les premières c'est à peine « si en quelques secondes on a une perception nette. » [R. Wagner, *Handwörterbuch der Physiologie,* t. II, 1845. Art. *Riechen,* par F. Bidder, p. 925.] C'est par erreur que dans le *Handbuch der Physiol.* de Hermann, 3e vol., Vintschgau donne $^1/_3$ de seconde comme le chiffre adopté par Bidder. La même erreur a été reproduite probablement d'après Vintschgau dans l'article *Olfaction* du *Dictionnaire encyclopédique.*

le cas où cela serait impossible, ce qui pourrait arriver, il faudrait engager la personne en expérience à retenir sa respiration. Mais il y a à cela un inconvénient ; quand la respiration est suspendue pendant un certain temps, il survient une gêne qui, au bout de quelques secondes, devient assez considérable pour détourner l'attention de la personne en expérience et l'empêcher de se fixer avec assez de persistance sur les sensations de la pituitaire, de façon à les percevoir avec netteté aussitôt après leur apparition. Or, comme il importe essentiellement que cette personne ne soit pas prévenue du moment où l'aide comprime la poire en caoutchouc, l'expérience doit durer un certain temps, ce qui devient impossible quand on retient sa respiration. Il résulte en effet des expériences de Vierordt que, même après une inspiration la plus profonde possible, l'arrêt de la respiration ne peut durer plus de 100 secondes ; mais déjà pour 70 secondes on a une sensation de dyspnée intense et même bien avant ce temps, comme j'ai pu m'en assurer dans une série d'expériences faites sur les élèves qui fréquentent le laboratoire (1880), l'arrêt de la respiration détermine des sensations pénibles, variables du reste suivant les individus, mais qui, en tout cas, ne laissent pas la liberté d'esprit nécessaire pour une expérience de physiologie psychologique.

En tout cas, pour ce qui me concerne, toutes les expériences ont été faites en respirant par la bouche. L'appareil étant alors disposé comme je l'ai indiqué ci-dessus, un aide presse sur la poire en caoutchouc ; cette compression détermine un courant d'air qui traverse le liquide odorant, se charge de particules odorantes et arrive ainsi sur la muqueuse pituitaire avec assez de force pour déterminer une sensation olfactive.

Avant d'aller plus loin, je dois rectifier une petite erreur qui se trouve dans la plupart des ouvrages classiques et à laquelle j'ai donné moi-même asile dans ma *Physiologie*. A la page 1186 (2e édition), on trouve en effet la phrase suivante : « L'air expiré qui « arrive d'arrière en avant par l'orifice postérieur des fosses nasales « ne détermine qu'une sensation à peine appréciable ; *il en est de* « *même quand on projette directement le courant d'air odorant* « *sur la muqueuse, soit à l'aide d'un tube,* soit après certaines « opérations chirurgicales. » La même opinion est énoncée dans la *Physiologie* de Mathias Duval (page 587).

Je ne dirai qu'un mot sur la première partie de la phrase, car elle ne concerne pas directement mon sujet ; il est bien constaté aujourd'hui que si les sensations olfactives dues à l'air expiré sont plus faibles que celles que détermine l'air inspiré, elles n'en sont pas moins très appréciables. Je ne m'attache ici qu'à la partie de la phrase soulignée en italiques. En réalité, j'ai pu m'assurer d'une façon positive que l'air chargé de particules odorantes et projeté directement sur la muqueuse nasale détermine une sensation très nette. Que dans les opérations chirurgicales il ne se produise, dans ces conditions, aucune sensation olfactive, il n'y a à cela rien d'étonnant pour des causes diverses, en admettant l'exactitude du fait. Mais quand on conduit l'air par un tube, il n'en est pas de même, au moins dans la majorité des cas.

Il arrive cependant, dans un certain nombre d'expériences, que la sensation olfactive ou bien ne se produit pas, ou bien se produit d'une façon très vague, cela pour des causes multiples que je dois examiner.

Dans quelques cas, cette absence de sensation est due à ce que la compression exercée par l'aide sur la poire en caoutchouc est trop faible ou trop lente; le courant d'air n'a pas alors assez de force et d'instantanéité et la sensation olfactive manque ou se produit avec trop de lenteur pour qu'on puisse préciser le moment même de la perception. Mais cette cause n'agit que dans la plus faible partie des cas, comme le prouve l'examen des tracés graphiques. Dans d'autres cas, l'absence de sensation est déterminée par la fatigue même de l'organe olfactif, fatigue qui se déclare avec une très grande rapidité.

Le mot *fatigue* n'est peut-être pas très juste. C'est plutôt *émoussement* qu'il faudrait dire. En effet, avec les substances odorantes les expériences ne peuvent être répétées qu'un très petit nombre de fois. Quand on a senti une fois une substance, de la valériane par exemple, il faut attendre un temps très long avant de recommencer l'expérience; car la seconde fois on ne sent plus rien du tout, ou bien, si on sent quelque chose, c'est tellement vague et indéterminé, qu'il est impossible de préciser nettement le moment de la sensation olfactive. Cet émoussement de la sensation se produit non seulement pour une même substance, mais encore pour des substances différentes. Aussi, après 4 ou 5 expériences au plus, la perception n'est plus nette et les expériences ultérieures n'ont plus aucune valeur.

Dans certains cas même, et la chose s'est rencontrée plusieurs fois, quand l'émoussement s'était produit en plaçant l'embout nasal dans une narine, si je le plaçais dans l'autre narine (en conservant toujours la même substance odorante), je ne percevais plus nettement la sensation. L'émoussement de la sensation aurait donc son siège, non seulement aux terminaisons périphériques des nerfs olfactifs, mais à l'origine même de ces nerfs et serait alors de nature centrale.

Une exception doit cependant être faite pour certaines substances, comme l'ammoniaque par exemple, dont l'action ne s'épuise qu'à peine par la répétition des excitations. Mais il ne faut pas oublier que cette substance agit essentiellement sur les nerfs tactiles de la pituitaire et pas ou à peine sur les terminaisons olfactives. Cependant cet épuisement se produit aussi un peu pour l'acide acétique, mais à un bien moindre degré que pour les substances odorantes proprement dites.

On conçoit facilement combien cette sensibilité de l'appareil olfactif gêne l'expérimentateur et limite forcément le nombre des expériences.

Mais ce ne sont pas encore là les seules causes. Dans un certain nombre de cas et en dehors des conditions indiquées ci-dessus, la sensation olfactive ne se produisait pas ou ne se produisait que si vaguement, qu'il était impossible de déterminer l'instant de son apparition. Cette absence de sensation olfactive ne pouvait s'expliquer que par une cause individuelle (état de la muqueuse nasale, état de l'innervation olfactive périphérique ou centrale, etc.).

Enfin, parmi les substances que j'ai expérimentées et dont on trouvera la liste plus loin, il en est une, le musc, avec laquelle, malgré des expériences réitérées, je n'ai pu obtenir aucun résultat. Je n'ai jamais pu, même en augmentant d'une façon notable l'intensité du courant d'air, et malgré toute l'attention dont j'étais susceptible, arriver à préciser nettement le moment où la sensation olfactive était perçue; la sensation était toujours vague et indéterminée dans le temps, quelle que fût du reste son intensité. Je reviendrai sur ce fait qui ne me paraît pas pouvoir être rattaché uniquement à une idiosyncrasie individuelle.

Avant d'aller plus loin, je dois faire quelques remarques sur la disposition de l'appareil et la marche de l'expérience.

On peut se demander d'abord pourquoi, au lieu de faire affleurer le tube A au niveau supérieur du liquide odorant, sans le toucher, je ne le fais pas plonger dans ce liquide afin que le courant d'air se charge plus facilement des particules odorantes. C'est, en effet, ce que j'avais fait au début; mais une chose m'a fait renoncer à cette disposition. Le passage de l'air à travers le liquide déterminait un gargouillement et un bruit de *glouglou* qui m'avertissait du moment où se faisait la compression. J'avais alors une sensation *auditive* à laquelle j'étais tenté de répondre par un signal, au lieu de répondre à une sensation *olfactive*, et cela pouvait fausser les résultats. J'ai bien essayé de masquer ce bruit par le bruit du trembleur d'un appareil électrique ou par le bruit de l'eau tombant à plein goulot d'un robinet, et j'y réussissais parfaitement, mais ce bruit nouveau distrayait l'attention qui ne se portait plus assez exclusivement sur la sensation olfactive. D'un autre côté, si je me bouchais les oreilles avec de la ouate, par exemple, l'occlusion n'était jamais assez parfaite pour m'empêcher de percevoir le bruit de *glouglou*.

Je me suis assuré, du reste, que la quantité de substance odorante dont l'air du flacon est saturé suffit largement pour que l'air envoyé dans les fosses nasales contienne des particules odorantes en proportion suffisante pour déterminer une sensation olfactive.

Le déplacement de l'air est cependant bien faible; la compression de la poire en caoutchouc ne diminue son volume total (qui est de 80 centimètres cubes environ) que de 2 à 3 centimètres cubes, et, de ces 2 à 3 centimètres cubes, il n'en arrive qu'une faible partie dans les fosses nasales. Mais l'organe olfactif a une telle sensibilité, que la petite proportion de substance odorante disséminée dans cette masse d'air suffit pour exciter une sensation. Cette proportion est cependant bien peu de chose, car, comme je m'en suis assuré avec des papiers réactifs humides, l'envoi, dans ces conditions, d'un courant d'air imprégné d'ammoniaque, d'acide acétique ou de sulfhydrate ammonique ne produisait rien sur ces papiers réactifs.

Je ferai une seconde remarque sur un autre sujet. Comme on l'a vu plus haut, j'ai préféré faire envoyer le courant d'air odorant par un aide au moyen d'une compression mécanique au lieu d'inspirer simplement le liquide odorant. J'y ai été conduit par plusieurs motifs. En premier lieu, le mouvement d'inspiration, qui peut s'inscrire facilement à l'aide d'un pneumographe, a toujours une plus longue durée qu'un mouvement bref du doigt, tel que celui qui abaisse le couvercle de la boîte. La durée de ces deux mouvements est, en effet, dans le rapport de 3 à 1. En outre, et c'est surtout là le plus grave inconvénient, on a conscience de ses mouvements de respiration et on retombe alors dans l'inconvénient que je signalais tout à l'heure. On n'est pas surpris par l'excitation, elle est attendue, et cette connaissance qu'on a du mouvement qui va se produire peut hâter involontairement le moment où l'on fait le signal qui indique l'instant de la perception. Aussi, pour toutes ces raisons, j'ai préféré l'envoi d'un courant d'air odorant fait par un aide à l'insu de la personne en expérience, quoique l'intensité de la sensation en fût certainement diminuée.

Restait à inscrire le moment où le courant d'air odorant arrive sur la muqueuse pituitaire. Pour cela, la poire en caoutchouc est munie d'un tube en Y (voir la figure). L'une des branches de ce tube est reliée au tube A et, par conséquent, en rapport avec le flacon odorant; l'autre branche communique par un tube en caoutchouc avec un tambour enregistreur dont le levier se soulève au moment où l'aide comprime la poire en caoutchouc. Mais la compression de la poire et l'ascension du levier ne sont pas en réalité simultanées; il faut, en effet, un certain temps pour que la pression se transmette jusqu'au levier du tambour; il y a donc de ce chef un léger retard dû à la fois au tube et au tambour; il y a aussi un retard depuis le moment de la compression de la poire jusqu'au moment où le courant d'air arrive à l'orifice nasal du tube B. Mais rien de plus facile, une fois que ce retard a été calculé pour les tubes de caoutchouc et le tambour employés, de donner aux tubes de l'appareil une longueur telle que le début de l'ascension du levier coïncide exactement avec le moment où la substance odorante arrive au contact de la pituitaire. L'erreur provenant de cette cause ne dépasse pas certainement 1 à 2 centièmes de seconde, chiffre tout à fait insignifiant eu égard à la durée du temps de réaction des sensations olfactives. J'ai donc pu considérer le début du tracé du mouvement du levier comme ndiquant le moment de l'excitation de la muqueuse olfactive.

Cette inscription graphique du mouvement du levier a encore d'autres avantages. En effet, ce tracé ne marque pas seulement le moment de l'excitation; il indique encore, par son étendue sur la ligne des abscisses, la durée de la compression, par l'inclinaison de sa ligne d'ascension, la rapidité de cette compression, et enfin, par son amplitude, la diminution de volume de la poire en caoutchouc, et, par suite, la quantité d'air odorant envoyé sur la muqueuse. Toutes ces indications permettent de se rendre compte facilement de la marche et des conditions de l'expérience.

Pour enregistrer le mouvement qui sert de *signal*, je me suis servi d'un *manche interrupteur* dont le bouton est pressé par le pouce de la main droite. Cette pression détermine l'interruption d'un courant de pile et cette interruption est inscrite par un signal de Deprez. Il y a là un léger retard, mais le même pour toutes les expériences et par cela même négligeable. On a donc, d'une part, le moment de l'*excitation olfactive*, de l'autre, le moment de la *perception olfactive;* l'intervalle entre ces deux moments, mesuré sur le tracé à l'aide d'un diapason inscripteur, donne la *durée du temps de réaction.*

La figure suivante représente le schéma de l'expérience (1) :

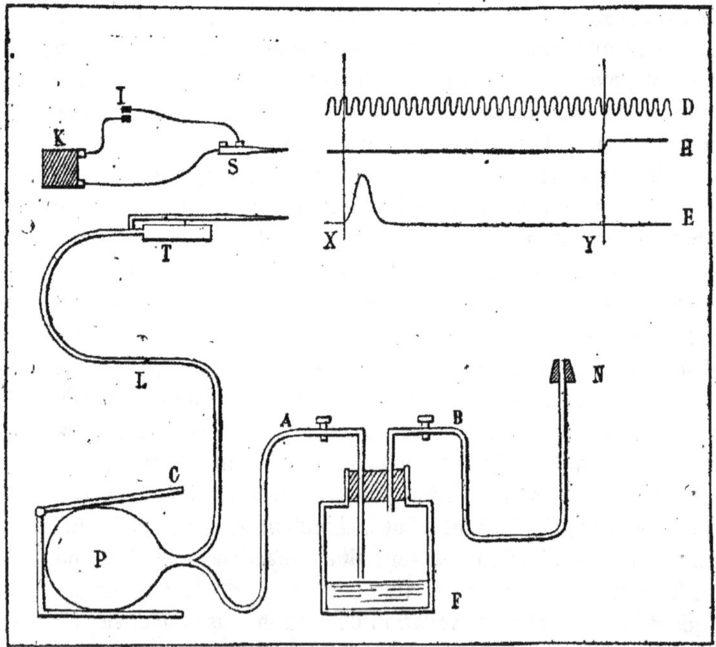

(1) A, tube conduisant le courant d'air dans le flacon F qui contient le liquide odorant. — B, tube le conduisant à l'embout nasal N. — P, poire en caoutchouc renfermée dans une boîte dont le couvercle mobile C la comprime en s'abaissant. — L, tube de communication de la poire en caoutchouc avec le tambour enregistreur T. — K, pile actionnant un signal de Deprez S. — I, interrupteur.

La disposition du tracé graphique obtenu est représentée à la droite de la figure. — D, vibrations d'un diapason. — E, inscription du moment de l'arrivée du courant d'air sur la muqueuse (moment de l'excitation). — H, inscription du moment de la perception. — XY, durée du temps de réaction.

Il est bien entendu que, dans ces expériences, comme dans toutes les expériences analogues, les précautions les plus minutieuses doivent être prises pour éviter toutes les causes d'erreur. La personne en expérience doit tenir les yeux fermés pour ne rien voir des mouvements de l'aide qui fait la compression; il faut qu'aucun bruit ne l'avertisse du moment auquel cette compression a lieu; toutes les pièces de l'appareil doivent donc être disposées de façon que leur jeu se fasse silencieusement. Malgré toutes ces précautions, il y a toujours un certain nombre d'expériences qu'on est obligé d'annuler pour une cause ou pour une autre. J'en ai eu environ un tiers dans ce cas. Il faut, en outre, pour ces observations sur les sensations olfactives, une intensité assez grande d'attention et une certaine habitude pour bien préciser le moment de la perception. Cette aptitude n'a du reste rien à voir avec ce qu'on désigne dans le langage usuel sous le nom de *finesse* de l'odorat.

Avant de passer aux expériences sur les substances odorantes, une expérience préliminaire était à faire. Quand un courant d'air arrive sur la muqueuse pituitaire, il détermine, indépendamment de toute sensation olfactive, une sensation particulière de souffle analogue à celle que détermine un courant d'air sur la peau. Il s'agissait de savoir si cette sensation de souffle sur la muqueuse ne pouvait pas être confondue avec une sensation olfactive. La question peut, en effet, se poser. Ainsi, Valentin, dans sa physiologie, admet qu'une sensation olfactive peut se produire par une cause purement mécanique, par un simple ébranlement de l'air des fosses nasales par exemple. Contrairement à cette assertion, je n'ai jamais ressenti, en faisant projeter un courant d'air inodore sur la muqueuse, autre chose qu'une sensation purement tactile, sans mélange de sensation olfactive. Mais cela ne suffisait pas, il fallait encore rechercher la durée du temps de réaction de cette sensation tactile de souffle. Dans le cas, en effet, où cette durée eût été *plus courte* que celle du temps de réaction des sensations olfactives, mes expériences étaient arrêtées du premier coup, puisque la sensation de souffle étant perçue la première, le mouvement-signal avait des chances de répondre à une sensation tactile et, par conséquent, de se produire *trop tôt*. Il fallait donc, dans une première série de recherches, voir ce qui se passait en employant un courant d'air absolument dépourvu de particules odorantes, en un mot, faire une série d'essais *à blanc*.

Pour ces expériences préliminaires, la disposition était la même que celle indiquée ci-dessus, avec cette différence que le courant d'air, au lieu de traverser une atmosphère odorante, traversait un flacon contenant uniquement de l'eau pure. Dans ces conditions, on a, d'une façon assez nette, la notion du moment précis où le courant d'air frappe la muqueuse; mais cette sensation n'est bien nette que lorsque la pression est assez forte. Quand la compression est faible, la sensation est vague et il est impossible d'en bien préciser le début. Quand elle a une intensité suffisante, on peut, au contraire, déterminer le moment de l'arrivée du courant d'air avec assez de netteté pour le signaler par un mouvement du doigt.

Dans les expériences ainsi conduites, le chiffre de 63 centièmes de seconde (minimum, 50; maximum, 81) représente la moyenne du temps de réaction d'une sensation tactile de souffle. On verra, plus loin, que cette durée est supérieure à la durée du temps de réaction trouvée pour presque toutes les substances que j'ai essayées. Il n'y avait donc pas à craindre que cette sensation de souffle vînt contrecarrer l'expérience. Du reste, dans la plupart des cas, le courant d'air était soumis à une pression assez faible pour que l'influence du souffle fût négligeable, cette pression, quoique faible, étant suffisante pour déterminer une sensation olfactive.

Ces essais préliminaires étant faits, les substances suivantes ont été expérimentées. Cette liste comprend, comme on le verra, des corps qui agissent uniquement sur l'odorat, comme le musc, des substances, comme l'ammoniaque, qui agissent exclusivement (au moins c'est très probable) sur les nerfs tactiles, enfin d'autres, telles que l'acide acétique par exemple, qui agissent à la fois sur les deux catégories de nerfs.

Substances étudiées :

1° Essence de menthe.
2° Sulfure ammonique.
3° Acide acétique.
4° Chloroforme.
5° Sulfure de carbone.
6° Acide phénique.
7° Camphre.
8° Valériane.
9° *Assa fœtida.*
10° Musc.
11° Ammoniaque.

On voit que le nombre de ces substances est assez restreint; mais, comme je l'ai dit en commençant, avec les substances odorantes les expériences ne peuvent être répétées qu'un très petit nombre de fois.

Ceci posé, voici maintenant les chiffres que j'ai obtenus sur moi-même (âge, 52 ans) pour les diverses substances expérimentées. Les chiffres expriment des centièmes de seconde. Il est bien entendu que toutes les expériences douteuses ont été annulées. Je dispose les substances en allant du temps de réaction le plus court au temps de réaction le plus long.

	Moyenne (1).	Minimum.	Maximum.
1° Ammoniaque.	37,8	33	43
2° Acide acétique	46,2	43	50
3° Camphre	50,2	41	50
4° *Assa fœtida.*	52,5	47	58
5° Sulfure ammonique	54,4	38	58
6° Chloroforme.	56,3	40	67
7° Sulfure de carbone	59,0	45	75
8° Valériane	60,0	38	82
9° Menthe.	63,0	45	90
10° Acide phénique	67,0	62	76
Sensation tactile de souffle	63,0	50	81

Je crois inutile de donner la moyenne générale de ces expériences. Cette moyenne ne pourrait, en effet, avoir aucune valeur, car elle s'appliquerait à des unités d'espèce différente. On ne peut, en effet, mettre sur la même ligne l'action d'une substance comme l'ammoniaque et celle de la menthe, par exemple, qui agissent sur des terminaisons nerveuses différentes, ni même celle de l'acide acétique et de l'acide phénique, qui agissent pourtant toutes deux sur le nerf olfactif.

Si l'on compare ce tableau à l'énumération des substances faite plus haut, on voit qu'il manque ici une substance, le musc. C'est qu'en effet, comme je l'ai dit en commençant, il m'a été impossible, malgré des expériences réitérées, d'obtenir aucun résultat avec cette substance. Pour les autres, au contraire, il m'était presque toujours possible de préciser le moment où la sensation se produisait. Mais on ne peut le faire pour toutes les substances avec la même netteté. La *puissance de pénétration,* si je puis

(1) La moyenne représente la moyenne de *toutes* les expériences, moins les expériences douteuses.

m'exprimer ainsi, diffère pour chacune de ces substances; elle est au maximum, dans mes expériences, pour l'ammoniaque, au minimum pour l'acide phénique, nulle pour le musc.

De quoi dépend cette puissance de pénétration ? Il est difficile de répondre à cette question en l'absence de toute notion exacte sur la nature des odeurs.

Une chose frappe cependant au premier abord : c'est que le maximum de pénétration parmi les substances essayées appartient à l'ammoniaque, qui agit exclusivement ou presque exclusivement sur les nerfs tactiles; elle est nulle, au contraire, pour le musc, qui rentre évidemment dans la catégorie des substances odorantes pures.

Je me suis demandé alors si les substances intermédiaires n'agissaient pas à la fois comme substances tactiles (1) et comme substances odorantes; si, en un mot, dans la sensation produite sur la muqueuse pituitaire par la menthe, le camphre, le chloroforme, etc., il n'entrait pas deux éléments, l'élément tactile et l'élément odorant, déterminant chacun deux sensations distinctes, mais fusionnées par l'habitude, comme nous fusionnons les sensations distinctes du son fondamental et des harmoniques dans la sensation complexe de timbre. Il y aurait, dans ce cas, trois catégories de substances agissant sur la muqueuse olfactive :

1° Des substances agissant uniquement sur les nerfs du tact;

2° Des substances agissant à la fois sur les nerfs tactiles et sur les nerfs olfactifs;

3° Enfin, des substances agissant uniquement sur les terminaisons olfactives, comme le musc; la seconde catégorie comprenant la plupart des substances considérées communément comme odeurs.

Le fait, pris en lui-même, est exact; il y a, en effet, des corps qui, comme l'acide acétique, agissent à la fois sur les nerfs tactiles et sur les nerfs de l'odorat et pour lesquels, par conséquent, les deux éléments tactile et olfactif interviennent pour produire une sensation complexe. Mais ces corps sont en petit nombre et il est impossible d'y faire rentrer la plus grande partie des corps odorants. C'est ce que prouve l'observation des individus anosmiques.

Chez eux, en effet, et on trouvera plus loin quelques détails sur un cas semblable que j'ai eu occasion d'observer, l'odorat est

(1) Le terme peut paraître impropre; je l'emploie néanmoins faute d'un autre qui rende ma pensée.

aboli, mais la sensibilité tactile de la pituitaire est conservée. Or, chez ces individus, non seulement le musc n'est plus senti, mais l'*assa fœtida*, la menthe, le chloroforme, le sulfure de carbone ne produisent plus aucune sensation. Si, dans ces substances, se rencontraient les deux éléments tactile et olfactif, l'élément olfactif faisant défaut, il resterait encore quelque chose de l'élément tactile qui devrait déterminer une sensation ; or, cette sensation ne se produit pas.

On est donc forcé d'admettre que les différences qu'on observe dans le temps de réaction des diverses substances odorantes, que leur puissance de pénétration, en un mot, tiennent à une autre cause qu'il reste à rechercher.

En étudiant la question de près, on s'aperçoit bientôt que la seule condition à laquelle puisse se rattacher cette puissance de pénétration est la quantité de substance nécessaire pour déterminer une sensation, autrement dit, la *divisibilité* de cette substance. Si l'on prend, en effet, les chiffres donnés par Valentin pour la quantité *minimum* de substance nécessaire pour déterminer une sensation olfactive, et si, d'après ces chiffres, on dresse un tableau de ces substances, on voit que l'ammoniaque (1) occupe le degré le plus bas de la série, le musc le degré le plus élevé, tandis que la menthe et les corps analogues se trouvent au milieu. La puissance de pénétration d'une substance serait donc inversement proportionnelle à l'activité odorante de cette substance. Quant à l'explication du fait, elle me paraît, pour le moment, impossible à donner et je ne l'essayerai pas.

En présence des résultats obtenus dans les expériences précédentes, on peut se demander à bon droit si le musc et les odeurs analogues (2) d'une part, et de l'autre, le camphre, l'*assa fœtida*, etc., n'agiraient pas sur deux catégories distinctes de filets ou d'éléments nerveux. Cette idée de filets nerveux distincts pour les variétés d'une même sensation a été, comme on le sait, admise par beaucoup de physiologistes pour la vue, le goût, le toucher, et s'appuie, dans ces cas, sur des raisons plausibles. Pour l'odorat, cette même opinion a été soutenue par Hermann, mais jusqu'ici, aucune observation n'était venue parler en

(1) L'ammoniaque est considérée par Valentin, comme du reste par beaucoup d'auteurs, comme agissant à la fois sur le tact et sur l'odorat.

(2) L'ambre gris, l'encens, sont pour moi dans les mêmes conditions que le musc ; il en est de même de beaucoup de parfums employés pour la toilette.

sa faveur. Il me semble que mes expériences viennent lui apporter un appui réel. La différence tranchée que j'ai observée entre le musc, d'une part, et les autres substances, d'autre part, permet de supposer que ces substances n'agissent pas sur les mêmes éléments nerveux terminaux, quoique ces éléments terminaux appartiennent toujours au nerf olfactif.

Les recherches histologiques sur la structure de la muqueuse olfactive pourraient apporter un élément important pour la solution de la question. Malheureusement, les divergences sont trop accusées entre les histologistes pour qu'on puisse arriver à une conclusion précise. La plupart des auteurs décrivent bien deux espèces de cellules superficielles dans la région olfactive; mais les relations de ces deux espèces de cellules avec les filets nerveux olfactifs sont encore douteuses, les uns admettant qu'une seule espèce, qu'ils appellent les *cellules olfactives* proprement dites, est en continuité avec les filets nerveux, les autres admettant que cette continuité existe pour les deux catégories de cellules, pour les cellules dites épithéliales comme pour les cellules olfactives. Une observation de V. Brunn, confirmée par Sydky (thèse de Paris, 1878), rendrait facile l'interprétation du fait que j'ai constaté. D'après V. Brunn, une membrane limitante, très mince, recouvrirait la surface de l'épithélium; cette membrane serait percée d'ouvertures qui correspondraient aux cellules olactives seules, tandis qu'elle recouvrirait sans solution de continuité les autres cellules; les cellules olfactives seraient donc seules soumises à l'action *directe* des corps odorants. Il faut noter, cependant, que l'existence de cette membrane a été niée par d'autres histologistes et, en particulier, par Exner et Löwe. Ranvier, dans son traité technique d'histologie, admet aussi une seule espèce de cellules olfactives.

Quoi qu'il en soit, en se basant sur les faits précédents, on pourrait, il me semble, diviser les substances odorantes en deux classes : 1° les substances odorantes, comme le musc et ses congénères, ou *odeurs pures,* et 2° les *odeurs mixtes,* dans lesquelles à l'élément odeur semble se joindre quelque chose de piquant qui les rapproche, jusqu'à un certain point, des sensations tactiles de la pituitaire. Dans cette catégorie, rentreraient le chloroforme, la menthe, la valériane, etc., en un mot, la plupart des substances qu'on désigne ordinairement sous le nom d'*odeurs.* On pourrait peut-être, pour les distinguer, leur donner des appellations différentes et désigner les premières par le nom de *parfums* ou de *senteurs*, en réservant le nom d'*odeurs* pour les secondes. Une comparaison grossière permettra de saisir la différence que j'établis entre ces deux catégories d'odeurs. Supposons que la main étant étendue à plat sur une table, on verse dessus un vase rempli de petits cailloux ; la sensation éprouvée sera presque instantanée ; on aura la perception nette d'un choc et d'une pression brusques et intenses ; au lieu de cailloux, si le vase contient du sable très fin, la sensation sera toute différente, elle s'établira graduellement et il sera difficile de préciser nettement le moment du contact des premiers grains de sable, moment qu'il était très facile de déterminer dans le premier cas.

On pourrait, d'après cela, dresser ainsi la classification des substances qui peuvent agir d'une façon ou d'une autre sur la pituitaire :

1° *Odeurs n'agissant que sur les nerfs olfactifs :*

{ *Senteurs ou parfums :* Ex. musc.
{ *Odeurs :* Ex. menthe.

2° *Substances agissant à la fois sur les nerfs olfactifs et sur les nerfs du tact :*

Ex. Acide acétique.

3° *Substances n'agissant que sur les nerfs tactiles :*

Ex. Acide carbonique ; ammoniaque (?).

Il me reste encore à mentionner quelques faits que j'ai constatés dans mes expériences.

Le premier concerne l'inégalité de l'olfaction du côté droit et du côté gauche. Cette inégalité se voit dans le tableau suivant, qui donne, toujours en centièmes de seconde, le temps de réaction de plusieurs substances. L'embout nasal était placé tantôt dans la narine droite, tantôt dans la narine gauche.

	Narine droite.	Narine gauche.
Ammoniaque	38,0	37,0
Camphre	45,2	73,0
Assa fœtida	47,0	58,0
Chloroforme	49,0	66,0
Sulfure ammonique	55,8	54,5
Menthe	57,0	90,0
Sulfure de carbone	57,6	60,0
Acide phénique	64,0	76,0

On voit par ce tableau que, sauf pour l'ammoniaque et le sulfure ammonique, l'olfaction, au point de vue du temps de réaction, est, chez moi, plus parfaite du côté droit que du côté gauche. Il n'y a pas lieu, du reste, d'insister sur ce fait, qui peut tenir aussi bien à un état différent de la muqueuse qu'à une inégalité dans l'excitabilité des deux nerfs olfactifs.

Un autre fait à noter, c'est que le temps de réaction diminuait quand la compression était plus intense et plus rapide. Sa durée, au contraire, était augmentée par la fatigue et il arrivait très vite un moment où toute sensation disparaissait. Le même effet, quoiqu'à un degré moins prononcé, se produisait pour la sensation purement tactile de souffle.

Dans le coryza, la durée du temps de réaction des sensations olfactives est considérablement augmentée. Ainsi, sur un sujet jeune (30 ans), les chiffres obtenus avec l'acide sulfhydrique étaient 70, 70 et 100; avec la menthe, 123; avec l'acide acétique, 63 centièmes de seconde.

J'ai cherché à comparer sur moi-même le temps de réaction des sensations olfactives et celui des autres sensations. Je vais les passer successivement en revue, en donnant quelques brèves indications sur la disposition instrumentale employée. Dans toutes ces expériences, le mouvement qui servait de signal était fait et inscrit de la même façon que dans les expériences précédentes.

1° *Sensations tactiles.* — Pour signaler le moment du contact, j'ai employé la disposition suivante. Je colle, avec un peu de gomme, à la pulpe de la troisième phalange de l'indicateur gauche, une petite lamelle de platine très mince; à cette lamelle, est soudé un fil de platine rattaché à l'un des rhéophores d'une pile; l'autre rhéophore aboutit à un bouton métallique supporté par un manche isolant; un aide tient ce manche et, en touchant la lamelle de platine, ferme le circuit de la pile; dans ce circuit, se trouve interposé un signal de Deprez, dont la plume se déplace dès que le bouton métallique vient à toucher la lamelle de platine. Dans ces conditions, le moment du contact, qu'on sent très nettement, se trouve inscrit sur le cylindre enregistreur. La durée du temps de réaction des sensations tactiles a été de 10,6 centièmes de seconde (minimum, 8; maximum, 15).

2° *Sensations auditives.* — Pour les sensations auditives, j'ai employé deux dispositions différentes. La première disposition est celle qui a été déjà employée dans mon laboratoire dans les recherches dont le Dr René a rendu compte dans la *Gazette des hôpitaux* de Paris (1882, nos 35 à 47). Le bruit est produit par un petit marteau (excitateur terminé en olive de la petite pile médicale de Gaiffe) qui frappe sur un cylindre creux métallique et établit, au moment du contact, la fermeture d'un courant tout en faisant marcher le stylet d'un signal électrique interposé dans le circuit.

Dans une deuxième disposition, la fermeture d'un courant de pile actionnait à la fois, grâce à un relais, un signal de Deprez et un timbre électrique. La première disposition m'a donné de meilleurs résultats.

La durée du temps de réaction pour les sensations auditives a été de 15,9 (minimum, 11; maximum, 23).

3° *Sensations visuelles.* — Je ne décrirai pas ici la disposition que j'ai employée, disposition qui sera décrite en détail dans un travail ultérieur sur le temps de réaction des sensations visuelles. Il me suffira de dire que l'excitation visuelle était produite par un papier blanc un peu glacé et non par une étincelle ou par une flamme.

La durée de réaction a été de 23 centièmes de seconde (minimum, 18; maximum, 27,6).

4° *Sensations gustatives.* — Pour les sensations gustatives, les difficultés d'expérimentation sont beaucoup plus grandes que pour les autres sensations et les causes d'erreur bien plus nombreuses. Après beaucoup de tâtonnements et après avoir essayé de différentes dispositions, dans le détail desquelles il me paraît inutile d'entrer, je me suis arrêté à la disposition suivante, qui m'a donné les résultats *relativement* les plus satisfaisants. La langue étant maintenue hors de la bouche, j'applique sur sa face dorsale et sur sa pointe une petite lamelle de platine, L (voir la figure), très mince et très petite, comme celle dont j'ai parlé à propos des sensations tactiles. Cette lamelle est reliée par un fil de platine à l'un des rhéophores de la pile, R'; on s'arrange, ce qui est facile avec un peu de soin et d'attention, pour que cette lamelle reste appliquée sur la langue, qu'elle y *happe* pour ainsi dire, par la simple élasticité du fil de platine qui la joint au rhéophore. D'autre part, on a disposé d'avance une sorte de petit bouton métallique B, entouré d'un petit anneau d'éponge E, de telle façon que l'extrémité aplatie du bouton soit constituée au centre par le métal, à la périphérie par l'éponge; la partie métallique du bouton a un diamètre un peu inférieur à celui de la lamelle de platine; le bouton est rattaché par un fil de platine à l'autre rhéophore de la pile R. La figure schématique suivante représente cette disposition.

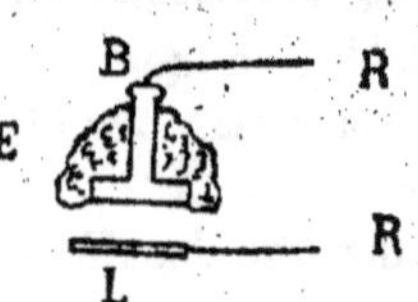

Les choses étant ainsi disposées, et l'éponge imbibée de la solution sapide sur laquelle on veut expérimenter, on applique ou l'on fait appliquer par un aide le bouton B contre la lamelle L; le contact des deux métaux s'établit et ferme le circuit de la pile dans lequel se trouve interposé un signal de Deprez. En même temps, l'éponge E arrive au contact de la partie de la muqueuse linguale qui entoure la lamelle de platine L et y dépose la substance sapide. Pour l'inscription du mouvement qui sert de signal, je me suis servi encore du manche interrupteur; mais, dans un certain nombre de cas, au lieu de lui faire marquer seulement le moment de la perception gustative, je lui faisais marquer à la fois le moment de la perception tactile et le moment de la perception gustative. Dès que je sentais la pression du bouton métallique B sur la lamelle de platine et sur la langue, je pressais le bouton de l'interrupteur (signal de la perception tactile); puis je maintenais le doigt sur le bouton de l'interrupteur jusqu'au moment où je percevais la sensation de saveur; alors, je retirais le doigt et le signal se déplaçait de nouveau, indiquant le moment de la perception gustative.

Dans ces expériences sur le goût qui, jusqu'ici, n'ont été faites que par M. v. Vintschgau et Honigschmied, on se heurte à de très grandes difficultés et l'on rencontre de nombreuses causes d'erreur.

Une première cause d'erreur est la difficulté de graduer l'excitation gustative de façon qu'elle agisse sur le même nombre de papilles gustatives, autrement dit qu'elle ait la même intensité; car on sait que l'intensité de la sensation croît avec l'étendue de la surface sensitive excitée. Aussi vaut-il mieux, pour les excitations gustatives, employer des surfaces excitantes (pinceau, éponge, etc.) assez larges; si elles étaient trop fines, elles risqueraient de ne pas toucher de papille gustative et l'on aurait, de ce chef, un retard dans la sensation.

Une deuxième cause d'erreur réside dans le choix du point de la langue sur lequel on dépose la substance sapide. Suivant qu'on prend tel ou tel point, et quelquefois des points très rapprochés les uns des autres, on obtient des résultats très différents. Aussi, faut-il avoir la précaution de choisir un endroit qui puisse se faire remarquer par une particularité quelconque, facile à reconnaître (inégalité, fissure, etc.), de façon à pouvoir le retrouver facilement dans toutes les expériences.

Un troisième point, et j'aurai occasion d'y revenir, c'est que, surtout pour certaines régions de la langue, lorsque cet organe reste immobile, il faut souvent un temps très long pour que la sensation sapide se déclare.

Enfin, une dernière difficulté et non la moins importante, c'est qu'il est parfois très difficile de reconnaître d'une façon nette le moment précis où commence la sensation gustative. Il y a là quelque chose d'analogue à ce que j'ai rencontré avec le musc pour les sensations olfactives. La sensation de saveur ne se développe que graduellement et, entre la sensation tactile que détermine le contact du pinceau ou de l'éponge et la sensation gustative franche, existe une sorte de phase intermédiaire qui correspond probablement à l'imbibition de la couche superficielle de la muqueuse et qui tient à la fois du tact et du goût. Cette phase intermédiaire un peu vague est, chez moi, plus prononcée pour les substances amères que pour les autres. Il ne faut pas oublier non plus, et les recherches de M. v. Vintschgau ont mis le fait en pleine lumière, que la sensibilité gustative de la langue et surtout de la pointe offre des différences considérables suivant les individus. Ainsi, chez quelques personnes et chez M. v. Vintschgau en particulier, la pointe de la langue en est tout à fait dépourvue ; chez d'autres, elle est réduite aux trois sensations du sucré, du salé et de l'acide; chez d'autres, enfin, et c'est le cas dans lequel je me trouve, elle a toutes les sensations gustatives, y compris celle de l'amer (1).

On comprend combien, d'après ces considérations, il est difficile d'arriver à des résultats précis et combien il faut accueillir avec réserve les chiffres qu'on obtient par l'expérience. Aussi, trouve-t-on, et c'est ce qui m'est arrivé, des variations beaucoup plus considérables que pour les sensations précédemment étudiées et même que pour les sensations olfactives.

Ceci posé, voici les chiffres que j'ai eus pour quatre substances sapides, sucre (en solution saturée), sel (*id.*), sulfate de quinine, coloquinte et sulfate de magnésie (*id.*), et acide acétique

(1) Les recherches de M. v. Vintschgau sur le *goût* ont été publiées dans les *Archives de Pflüger*.

étendu, de façon à déterminer une saveur nettement acide, mais faible :

Pointe de la langue.

Salé :	minimum,	25 ;	maximum,	72
Sucré :	—	30	—	85
Acide :	—	64	—	70
Amer :	—	2″	—	7″

Dos de la langue, à 1 centimètre environ en arrière de la pointe.

Salé :	minimum,	70 ;	maximum,	146
Sucré :	—	?	—	166
Acide :	—	165	—	190
Amer :	en moyenne,	1″ 1/2.		

Les écarts, comme on le voit, sont tellement considérables qu'il est à peu près impossible de donner une moyenne. Les chiffres sont, du reste, tellement variables d'un bout à l'autre qu'on ne peut vraiment y attacher grande importance. En tous cas, ils sont supérieurs à ceux que donne M. v. Vintschgau. Il m'est impossible, du reste, de dire si cela dépend d'une disposition individuelle.

Dans cette comparaison des temps de réaction des différentes sensations, il importe de bien se rendre compte des phénomènes pour voir si, en réalité, ces différentes sensations sont comparables à ce point de vue. Il entre, en effet, dans ce que nous appelons *temps physiologique* ou *temps de réaction* un certain nombre d'éléments dont la réunion constitue un tout excessivement complexe et qu'il est nécessaire d'analyser minutieusement.

Prenons, en effet, les éléments ou mieux les périodes successives qui constituent le temps de réaction. Nous trouvons :

1° L'excitation de l'appareil sensitif par l'agent extérieur ;

2° La transmission de l'excitation par le nerf sensitif jusqu'aux centres sensitifs ;

3° L'excitation des centres sensitifs ;

4° La série des actes cérébraux qui transforment la sensation en idée d'un mouvement volontaire ;

5° L'excitation du centre moteur ;

6° La transmission motrice ;

7° L'excitation des terminaisons nerveuses motrices ;

8° La contraction musculaire.

Or, si on compare chacun de ces actes dans les diverses sensations, on peut admettre avec une certaine vraisemblance, sans cependant en avoir la certitude, que les actes 4°, 5°, 6°, 7° et 8° sont identiques et que, par conséquent, les périodes qui leur correspondent ont la même durée ; mais déjà pour les actes 2° et 3° il n'en est plus tout à fait de même. Rien ne nous dit que *la transmission* nerveuse se fasse avec la même vitesse dans le nerf optique, par exemple, et dans le nerf acoustique, dans un nerf tactile et dans un nerf olfactif ; rien ne nous dit que l'excitation d'un centre cérébral gustatif prenne le même temps que l'excitation d'un centre cérébral visuel. Cependant, on pourrait encore, à la rigueur, admettre la chose comme possible, comme probable même. Mais il n'en est plus ainsi dès que nous considérons la première période, celle qui correspond à l'excitation de l'appareil sensitif par l'agent extérieur.

Ici, une analyse minutieuse est indispensable et je suis obligé d'entrer dans quelques détails.

Dans tout organe de sensibilité spéciale, entre les filets nerveux terminaux et le monde extérieur, se trouvent interposés deux ordres d'appareils ou d'organes : 1° des organes nerveux périphériques, cônes ou bâtonnets de la rétine, corpuscules du tact, etc. ; 2° des organes de protection ou de perfectionnement, milieux transparents de l'œil, couches épithéliales, etc. Par conséquent, tout agent extérieur susceptible de déterminer une sensation spéciale rencontrera successivement :

1° Un appareil de protection ou de perfectionnement, de nature non nerveuse, différent pour chaque sens ;

2° Un appareil terminal ou des organes périphériques spéciaux, de nature nerveuse, mais différents par leur structure pour chaque sens ;

3° Les filets nerveux sensitifs dont la structure paraît à peu près la même dans tous les sens, et cependant encore avec certaines réserves.

Voyons comment fonctionnent ces divers appareils et, pour cela, prenons d'abord un sens quelconque, la vue par exemple.

Quand un rayon de lumière vient frapper la rétine, avant d'arriver sur la couche impressionnable de cette membrane, il doit traverser les milieux transparents de l'œil et les couches antérieures de la rétine. Quelque court qu'il soit, il faut donc un certain temps pour que les vibrations lumineuses se transmettent de la face antérieure de la cornée à la face antérieure de la couche des bâtonnets, en considérant ces bâtonnets (avec les cônes) comme les éléments terminaux, les organes périphériques du nerf optique. Les vibrations lumineuses agissent alors d'une façon encore inconnue sur ces cônes et ces bâtonnets, et ces éléments subissent une certaine modification; mais cette modification n'est pas instantanée; quelle que soit sa nature, il faut un certain temps pour qu'elle se produise et qu'elle acquière l'intensité nécessaire pour qu'elle puisse exciter, à son tour, la terminaison nerveuse. Il y a donc là un *temps perdu* analogue au temps perdu de la contraction musculaire. Enfin, le filet nerveux terminal est lui-même excité par cette modification du bâtonnet auquel il est rattaché plus ou moins immédiatement et, là encore, on retrouve un *temps perdu* nécessaire pour la mise en jeu des propriétés du nerf, pour son passage de l'état de repos à l'état d'activité. Dans les actes que nous venons d'étudier, on peut donc distinguer trois périodes successives :

Première période : traversée des vibrations lumineuses jusqu'à la membrane de Jacob;

Deuxième période : modification des cônes et des bâtonnets;

Troisième période : excitation des terminaisons nerveuses.

Ces trois périodes se retrouvent pour toutes les sensations spéciales, ouïe, tact, odorat, goût. Seulement, un fait capital les différencie les unes des autres, c'est que la *durée* de chacune de ces trois périodes varie pour chacune des sensations. Prenons, en effet, la première période. Pour la vue, elle peut être considérée comme instantanée, eu égard à la vitesse de la lumière. Pour l'ouïe, elle doit être déjà beaucoup plus lente si on se rappelle la vitesse de transmission du son dans les différents milieux; mais cette première période est encore très courte. Il serait même facile, s'il y avait à cela un intérêt quelconque, de calculer exactement cette durée avec les données physiques qu'on possède sur la vitesse de la lumière et du son. Pour le toucher, il faut encore un certain temps pour que l'ébranlement mécanique produit par un corps qui arrive au contact de l'épiderme se transmette jusqu'aux corpuscules du tact; ce temps, nous ne le connaissons pas jusqu'ici; mais, *à priori*, on peut certifier qu'il est plus long que pour les deux sensations de la vue et de l'ouïe.

Restent les deux sensations du goût et de l'odorat. Là, nous trouvons des conditions toutes différentes. Il ne s'agit plus, en effet, de la transmission d'une vibration ou d'un mouvement mécanique; il s'agit du transport de molécules à travers une couche plus ou moins complexe d'éléments organiques, et l'on conçoit facilement quelles causes de retard cette nécessité doit apporter à l'action de la substance sur l'élément sensitif terminal. Pour le goût, par exemple, il faut que la substance sapide dissoute arrive jusqu'aux cellules gustatives des bourgeons terminaux du goût qui se rencontrent sur les papilles de la langue. Ces cellules semblent, il est vrai, d'après les recherches histologiques les plus récentes, se terminer par des prolongements en bâtonnet qui, sortant par le pore gustatif, se trouveraient à l'état libre à la surface de la muqueuse ; mais, en réalité, au point de vue physiologique, il n'en est pas ainsi ; ces prolongements plongent dans le mucus et les débris épithéliaux qui recouvrent toujours la surface de la langue, et les substances sapides dissoutes doivent traverser cette couche pour arriver jusqu'aux bâtonnets des cellules gustatives. Un fait facile à observer le démontre surabondamment. Qu'on place sur sa langue une goutte de liquide salé ou sucré, ou mieux encore amer, en maintenant la langue immobile, il faut attendre très longtemps pour percevoir la saveur du liquide ; au contraire, dès qu'on presse un peu la langue contre la voûte palatine la sensation se produit, la pression faisant pénétrer mécaniquement le liquide dans l'intérieur du corpuscule du goût. D'un autre côté, si, avant de faire l'expérience, on nettoie et on racle soigneusement la langue pour enlever le mucus et l'enduit qui la recouvrent, la sensation suit de beaucoup plus près l'application du corps sapide.

Pour l'odorat, les conditions sont à peu près les mêmes. Les cellules olfactives paraissent se terminer à la surface de la muqueuse nasale par des extrémités libres pourvues de cils chez certains animaux ; mais une couche de mucus les recouvre et s'interpose entre le corps odorant et la cellule olfactive ; aussi, quand nous voulons exercer notre odorat de la façon la plus délicate possible, commençons-nous par balayer par une expiration énergique, en nous mouchant, une grande partie du mucus qui recouvre la pituitaire. Mais il reste toujours à la surface de l'épithélium olfactif une couche mince de mucus, mucus qui est même indispensable et qui, s'il faut en croire Wolff, formerait avec les corps odorants une véritable combinaison chimique.

Toutes ces considérations prouvent jusqu'à l'évidence que la durée de cette première période varie dans les différentes sensations; instantanée ou à peu près pour la vue, elle est moins rapide pour l'ouïe et le toucher, quoique, pour ces deux sensations, sa durée n'ait qu'une valeur excessivement faible, tandis que pour l'odorat et le goût cette durée peut acquérir une valeur considérable.

Un autre fait est aussi à considérer à propos de cette première période, c'est que les influences spéciales qui peuvent en modifier la durée agissent d'une façon bien différente pour les diverses sensations. Ainsi, pour la vue, par exemple, les expériences de Foucault sur la vitesse de la lumière ont bien montré que cette vitesse dépend de l'indice de réfraction des milieux traversés; mais, eu égard à la rapidité de la transmission lumineuse, cette cause ne peut avoir aucune influence et la transmission des rayons lumineux dans les milieux transparents peut être considérée comme instantanée dans n'importe quelles conditions. Pour le son, c'est autre chose : les variations de consistance, de densité, de structure, de sécheresse des divers milieux que traversent les vibrations sonores peuvent déjà avoir une action sur la durée de cette transmission; mais cette action est encore à peine appréciable. Il en est de même sans doute pour le tact.

Au contraire, pour les sensations de l'odorat et du goût, il en est tout autrement, et cette période peut, dans certaines conditions, se trouver considérablement augmentée, suivant l'état de la muqueuse.

Pour la *deuxième période*, modification de l'appareil sensitif terminal, nous sommes beaucoup moins avancés que pour la première et nous n'avons que des données très insuffisantes. Nous ne savons pas en quoi consiste la modification produite par la lumière sur un bâtonnet de la rétine, par les vibrations sonores sur l'organe de Corti, par un agent mécanique sur un corpuscule du tact, par une substance odorante ou sapide sur les cellules olfactives ou gustatives. Il est possible que, dans certains cas, cette modification soit de nature chimique (rétine? goût? olfaction?); dans d'autres, de nature mécanique (tact, audition); mais, dans l'état actuel de la physiologie, il nous est impossible de rien affirmer.

Nous pouvons cependant admettre, avec une certitude presque absolue, que si cette deuxième période n'a pas la même durée pour les différentes sensations, ce qui est probable, ces différences de durée sont bien moins marquées d'une sensation à l'autre que pour la première période. Reste à savoir s'il n'y aurait pas égalité de durée de cette deuxième période pour toutes les sensations. Jusqu'à présent, il est impossible de répondre d'une façon absolue à cette question. Mais des raisons de plusieurs ordres peuvent être invoquées en faveur de l'inégalité de durée. En premier lieu, les différences de structure de ces appareils nerveux terminaux, dans chaque sens, *semblent* impliquer un fonctionnement différent et, par suite, une durée inégale de ce fonctionnement. En second lieu, si on admet, ce qui est vraisemblable, *que la troisième période a une durée égale pour toutes les sensations,* on trouverait dans ce fait un deuxième argument, et très puissant, que je demande la permission de développer.

En étudiant le temps de réaction des sensations, tous les expérimentateurs, presque sans exception, ont constaté que ce temps de réaction est plus long pour les sensations visuelles que pour les sensations auditives et tactiles. A quoi peut tenir cette plus grande durée du temps de réaction des sensations visuelles? Pour cela, nous n'avons qu'à comparer les trois périodes dans chacune de ces sensations. La troisième période étant *supposée* égale, la première période étant beaucoup plus courte pour la vue que pour l'ouïe et le tact, on arrive forcément à cette conclusion que l'excès de durée de la sensation visuelle tient à la deuxième période, en d'autres termes, qu'il faut *plus de temps pour la modification de l'appareil terminal rétinien que pour celle de l'appareil terminal acoustique ou tactile.* On aurait donc ainsi un moyen de mesurer, non pas *absolument,* mais *relativement* la durée de cette seconde période. Seulement, la valeur de cet argument est subordonnée à cette loi, dont nous ne sommes pas absolument sûrs, que la troisième période a une durée égale pour toutes les sensations.

Quoi qu'il en soit, le raisonnement précédent ne peut d'aucune façon s'appliquer aux sens du goût et de l'odorat. Pour ces deux sens, en effet, comme on l'a vu plus haut, la première période présente non seulement une plus longue durée, mais encore cette durée est susceptible de varier dans des limites très étendues. Aussi, faut-il bien se dire que vouloir comparer le temps de réaction de ces deux sensations au temps de réaction des trois premières, c'est comparer des unités de nature différente et marcher à l'aveugle. On peut, à la rigueur, comparer entre elles les sensations de la vue, de l'ouïe et du tact ; les sensations du goût et de l'odorat ne peuvent qu'être étudiées en elles-mêmes, et toute comparaison ne nous apprend rien sur leur compte.

On pourrait peut-être arriver expérimentalement à connaître la durée de cette deuxième période en faisant agir l'excitation électrique sur les nerfs sensitifs au lieu de l'excitant normal physiologique, et j'ai cru un moment pouvoir arriver à une solution par ce moyen. Mais j'ai vite reconnu que, pas plus que le précédent, il ne conduisait à un résultat. Voici, en tout cas, le principe de l'expérience. Prenons, par exemple, la sensation visuelle. Dans une première expérience, je mesure la durée du temps de réaction par les procédés ordinaires; j'ai alors les trois périodes mentionnées ci-dessus; j'obtiens ainsi un chiffre, soit $0^{sec},150$. Je fais alors une deuxième expérience en employant l'électricité; le courant excite alors d'emblée les filets sensitifs terminaux (troisième période) et je supprime ainsi les deux premières périodes. Le chiffre que j'obtiens dans cette seconde expérience, soit $0^{sec},120$, retranché du chiffre de la première, donne $0^{sec},030$, différence qui représente la durée des deux premières périodes pour une sensation visuelle, ou, comme la première période est instantanée, la *durée de la seconde période*. On aurait donc ainsi la mesure *exacte* de cette durée. Mais en y réfléchissant, on s'aperçoit que deux causes importantes d'erreur peuvent fausser le résultat. La première, c'est que l'*intensité* de l'excitation diffère dans les deux cas et diffère d'une quantité que nous ne pouvons pas connaître; or, il est démontré aujourd'hui, et les expériences faites dans mon laboratoire le démontrent une fois de plus (voir René, *loc. cit.*, p. 276), que la durée du temps de réaction varie avec l'intensité de l'excitation. La seconde cause d'erreur, c'est que, dans le premier cas, nous employons un excitant normal, physiologique, auquel l'esprit est habitué et que, dans le second cas, nous avons affaire à un excitant inusité, anormal; or, il est très possible que la réaction cérébrale soit différente dans les deux cas et que, par conséquent, les actes par lesquels la sensation est transformée en mouvement n'aient pas la même durée dans les deux expériences.

Malgré ces causes d'erreur, cette méthode me paraît applicable avec certaines réserves, et c'est encore le meilleur moyen que nous ayons, jusqu'ici, d'essayer la difficile analyse de ces phénomènes délicats, si importants pour la connaissance du mécanisme des sensations.

En tout cas, ce moyen est encore inapplicable aux sensations du goût et de l'odorat, tandis qu'il peut être employé facilement pour le tact et peut-être pour l'audition.

Jusqu'ici, les recherches faites sur cette question ont été, pour ainsi dire, nulles et les chiffres donnés par les auteurs ont été pris sans avoir spécialement en vue le sujet dont je m'occupe ici. Exner, pour l'excitation de la rétine par la lumière (étincelle), a trouvé le chiffre de 0^{sec},1506 pour le temps de réaction et celui de 0^{sec},1139 pour l'excitation par un courant électrique; la différence 0^{sec},0367 représenterait donc, d'après le raisonnement fait plus haut, le temps pris pour la modification de l'appareil terminal rétinien, soit, en moyenne, trois centièmes et demi de seconde. M. v. Vintschgau a obtenu, pour le temps de réaction par l'excitation de la pointe de la langue, pour le contact 0^{sec},1507, pour l'excitation électrique 0^{sec},1304; la différence de ces deux chiffres est 0^{sec},0203, soit sensiblement deux centièmes de seconde, qui représentent le temps employé à la modification de l'appareil sensitif tactile terminal. Dans les expériences très peu nombreuses que j'ai faites à ce sujet sur les sensations tactiles, je suis arrivé à des résultats qui, sans infirmer ceux qui ont été obtenus par M. v. Vintschgau, ne peuvent servir à la solution du problème. En effet, en expérimentant sur la pulpe du doigt par le procédé déjà décrit plus haut pour le tact et pour l'excitation électrique en me servant du courant induit, j'ai eu des chiffres presque identiques dans les deux cas et ne variant que de quelques millièmes de seconde, par conséquent, se trouvant dans la limite des erreurs expérimentales possibles. Je dois dire cependant que mes expériences sont trop peu nombreuses pour y attacher une très grande importance.

Si l'on s'en tenait aux expériences d'Exner et de M. v. Vintschgau, on trouverait, dans les deux chiffres de ces auteurs, 0^{sec},0367 pour la vue, 0^{sec},0203 pour le tact, la confirmation du fait auquel j'étais déjà arrivé plus haut par une autre voie, à savoir qu'il faut plus de temps pour la modification de l'appareil terminal rétinien que pour celle de l'appareil terminal tactile. Il est évident que cette conclusion ne peut être adoptée que sous toutes réserves et qu'il faudra, pour arriver à un résultat, des expériences multipliées. Peut-être aussi arrivera-t-on à trouver une méthode permettant de donner d'une façon plus précise la solution de ce problème. Quoi qu'il en soit, il m'a paru utile de signaler l'accord, peut-être fortuit, qui existe entre les deux méthodes auxquelles on peut avoir recours jusqu'à nouvel ordre.

Pour l'odorat, comme pour le goût, nous n'avons, par contre, aucun moyen de connaître, ne fût-ce qu'approximativement, la durée de cette deuxième période, la durée variable de la première période nous enlevant toute base solide.

L'appareil dont je me suis servi pour étudier le temps de réaction des sensations olfactives m'a servi aussi pour étudier les *sensations olfactives simultanées* et l'*intensité* comparée de ces sensations.

On peut, pour cette étude, disposer l'expérience de deux façons : ou bien faire arriver *simultanément* les deux substances odorantes *dans la même narine,* ce qui est facile en reliant l'embout nasal à deux tubes afférents partant de deux flacons distincts et en prenant la même disposition pour la poire en caoutchouc ; ou bien faire arriver chaque odeur dans une narine différente. Dans les deux cas, du reste, les résultats sont identiquement les mêmes. Au lieu de garder la poire en caoutchouc et d'envoyer les courants d'air odorants *par compression,* on peut encore, ce qui est plus simple, laisser les extrémités des deux tubes A en communication libre avec l'atmosphère et faire simplement une inspiration énergique. Les résultats sont les mêmes, avec plus d'intensité seulement dans le second cas. J'ai, du reste, employé concurremment les deux procédés.

Voici les résultats que j'ai obtenus. Ces résultats varient suivant qu'on inspire simultanément : 1° deux substances odorantes ; 2° deux substances tactiles ; 3° une substance odorante et une substance tactile.

1° *Deux substances odorantes.* — Dans ce cas, l'une des substances domine et est habituellement sentie seule. Avec de l'attention, on peut cependant arriver à distinguer la moins intense, mais on éprouve une certaine difficulté. Voici l'ordre dans lequel je classerais les substances essayées d'après leur intensité, chaque substance masque celle qui vient après : *assa fœtida,* valériane, camphre, sulfure de carbone, essence de menthe, musc.

2° *Deux substances tactiles.* — Acide acétique fort et ammoniaque (chacun par une narine) ; les deux sont senties, mais l'ammoniaque prédomine.

3° *Une substance tactile et une substance odorante.* — Les deux sont senties.

Avant de terminer ce travail, je donnerai quelques détails sur le cas d'anosmie dont j'ai parlé précédemment.

M. X...., très intelligent et sachant parfaitement analyser ses sensations, a perdu l'odorat dès son jeune âge sans pouvoir exactement préciser l'époque. Après sa naissance, il a été atteint d'un coryza intense et qui dura longtemps ; à 6 ans, il reçut sur le front un coup violent qui lui fit perdre connaissance et qui a même laissé un certain degré de dépression à la racine du nez.

L'odorat est tout à fait aboli. Il n'éprouve aucune sensation sous l'influence des substances suivantes : éther, chloroforme, musc, essence de girofle, *assa fœtida,* essence de menthe, sulfure ammonique, solution étendue d'iode.

Le tact de la pituitaire est conservé ; il sent parfaitement le contact d'une pointe mousse. L'ammoniaque, l'acide acétique sont bien sentis, mais ne sont pas distingués l'un de l'autre. En prenant, chez lui, le temps de réaction avec l'ammoniaque, je trouve 31 centièmes de seconde ; par conséquent, un chiffre très normal.

Le goût est intact. Il reconnaît les saveurs sucrées, salées, acides, amères. Mais tout ce qui, dans la gustation, dépend de l'odorat, lui échappe ; ainsi, il ne reconnaît pas le beurre rance du beurre frais, l'huile de lampe de l'huile à salade ; il ne sent pas les œufs pourris ; il ne reconnaît pas le bouquet des vins ; il sent le vinaigre, le fromage de Roquefort ; il distingue très bien si un mets est brûlé, mieux même qu'on ne le fait habituellement ; chez lui, du reste, le sens du goût paraît s'être développé en raison de l'absence de l'odorat, cela spécialement pour les substances amères, comme la bière, le café ; c'est probablement par l'amertume qu'il reconnaît le goût de brûlé. Il est aussi très sensible aux mets poivrés. Il fume, mais il ne distingue pas les bons cigares des mauvais et, si on lui met un flacon de nicotine sous le nez, il ne sent rien du tout. En somme, toutes les sensations tactiles de la pituitaire, les sensations tactiles et gustatives de la muqueuse buccale sont conservées ; l'odorat seul est aboli et aboli complètement : c'est un cas-type.

Faut-il faire remonter la perte de l'odorat au coup reçu sur le front ? C'est assez probable. Notta, dans un mémoire *sur la perte de l'odorat* (*Archives de médecine,* 1870, t. XV), a montré que les anosmies traumatiques sont très souvent persistantes et, dans plusieurs de ses observations, Notta mentionne aussi la conservation du goût de brûlé, du goût de café.

A côté de ce fait d'anosmie typique, j'en placerai un dans lequel l'anosmie n'est que partielle, mais qui présente cependant des particularités intéressantes.

Ce cas m'a été communiqué par M. P. Parisot, interne des hôpitaux de Nancy. Il concerne une femme âgée de 54 ans et entrée, le 4 décembre 1882, dans le service de M. le professeur Victor Parisot pour une affection chronique de l'estomac (épithélioma du pylore). Chez cette femme, on constata une bifidité du voile du palais, bifidité à laquelle participait la partie la plus postérieure de la voûte palatine osseuse. L'examen de l'olfaction, fait par M. P. Parisot, donna les résultats suivants :

Ammoniaque : sensation agréable et se produisant avec une grande rapidité; cette substance ne provoque pas d'éternuements;

Acide acétique : sensation agréable, très nette et très prompte;

Essence de menthe : aucune sensation;

Camphre : id.;

Musc : sensation nulle; quelquefois cependant la sensation existe, mais excessivement vague;

Sulfure de carbone : sensation très faible, un peu désagréable; les sensations provoquées par le sulfure de carbone et surtout par le musc ne se produisent qu'avec une très grande lenteur, malgré des inspirations profondes et répétées;

Assa fœtida : sensation légère, de nature indéterminée;

Éther sulfurique : sensation très nette, très rapide et très agréable.

Chez cette malade, l'exploration était rendue difficile par son état de faiblesse et par une surdité due à une suppuration de l'oreille moyenne.

Sa mort arriva le 15 février. A l'autopsie, on put constater l'existence et l'intégrité des nerfs olfactifs, ce à quoi, du reste, on pouvait s'attendre d'après les phénomènes présentés pendant la vie. Il était intéressant de constater ce fait, car on sait que des vices de conformation du cerveau et, en particulier, l'absence des nerfs olfactifs ont été quelquefois observés dans les cas de fissures de la voûte palatine (1). Il est vrai que, dans le cas actuel, la fissure ne portait guère que sur la partie membraneuse. Une chose à noter dans cette observation, c'est qu'il y avait non

(1) Voir Chrétien, *Des Fissures congénitales de la voûte palatine*, p. 16.

seulement diminution de l'odorat, fait assez souvent constaté dans les cas de fissure palatine congénitale, mais encore perversion de l'odorat; en outre, la sensibilité tactile paraissait aussi modifiée (voir l'action de l'ammoniaque).

La brochure du Dr G. Buccola, que j'ai mentionnée en note au début de ce travail, traite le même sujet que celui dont je me suis occupé dans ce mémoire. Cette brochure, intitulée : *Sulla durata delle percezioni olfattive,* est la reproduction d'une note qui a été communiquée, en décembre 1882, à l'Institut lombard des sciences et a été publiée dans le dernier fascicule de 1882 de l'*Archivio italiano per le malatie nervose.* Je résumerai brièvement les recherches du Dr Buccola, recherches antérieures aux miennes de quelques semaines et dont je ne pouvais, du reste, avoir aucune connaissance, ses travaux n'ayant encore paru dans aucun recueil français ou étranger.

Les recherches du Dr Buccola ont porté sur trois substances (je laisse de côté l'appareil, qui n'est décrit que très brièvement dans la brochure de l'auteur). Ces substances sont :

L'eau de *Felsina* [eau de toilette dans le genre de l'eau de Cologne et très usitée en Italie] (1) ;

L'essence d'œillet et l'éther sulfurique.

Voici les moyennes trouvées par l'auteur pour ces différentes substances :

	I.	II.	III.	IV.
Eau de Felsina	39,3	43,9 44,2	44,0 43,1	68,1
Essence d'œillet	41,2	52,9 44,7	37,4	50,9
Éther sulfurique	23,6	35,0 33,4	23,4 26,3	»

Chaque colonne se rapporte à un individu différent.

On voit, par ces chiffres, que les résultats obtenus concordent assez bien avec ceux qui sont mentionnés dans le cours de ce travail, quoique nous ayons, le Dr Buccola et moi, expérimenté sur des substances différentes.

(1) Son nom d'eau de *Felsina* lui vient de ce qu'elle est fabriquée à Bologne, ville fondée par les Étrusques sous le nom de Felsina.

(*Extrait de la* Revue médicale de l'Est.)

NOTE ADDITIONNELLE.

Par une coïncidence qui s'est déjà plus d'une fois rencontrée dans l'histoire de la science (certains sujets sont dans l'air), en même temps que le Dr Buccola et moi, le Dr W. Moldenhauer étudiait le même sujet dans le laboratoire du professeur Wundt, à Leipzig. Le travail du Dr Moldenhauer a pour titre : *Ueber die einfache Reactionszeit einer Geruchsempfindung* et a paru dans la 4e livraison (1883) du *Recueil de psychologie physiologique* (*Philosophische Studien*) publié par Wundt. Je me contenterai de signaler ici la contradiction qui existe entre les résultats obtenus par le Dr Moldenhauer et les miens au sujet du musc. Des recherches ultérieures pourront seules décider la question.

Nancy, imprimerie Berger-Levrault et Cie.

www.ingramcontent.com/pod-product-compliance
Lightning Source LLC
LaVergne TN
LVHW052015160826
845678LV00003B/1065